儿科静脉治疗
护理标准化操作程序

主　编◎朱丽辉　谢鑑辉

副主编◎李枝国　熊　亮

主　审◎陈建军　张琳琪

编　委◎（按首字拼音排序）

崔　妮	陈瑶瑶	丁川中	邓凤良	柳　娜
李　梅	刘美华	刘　彭	刘　伟	刘　新
刘玉凤	陆群峰	林　艳	孙　静	沈　萍
陶　艳	王靖燕	王　玲	吴美玲	肖艾青
肖　嫔	熊　华	熊月娥	杨　娟	易青梅
郑冰雅	张凤云	张　静	张小芳	张小平
卓梅英	赵小平			

湖南科学技术出版社

鸣谢单位：（按首字拼音排序）

首都医科大学附属北京儿童医院

长沙医学院

大连市儿童医院

广州市妇女儿童医疗中心

河南省妇幼保健院

湖南中医药大学

湖南省儿童医院

南华大学儿科学院

南京市儿童医院

上海市儿童医院

山西省儿童医院

乌鲁木齐儿童医院

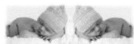

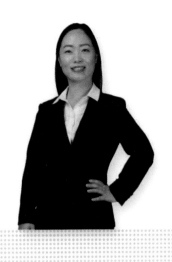

主编朱丽辉简介

　　湖南省儿童医院副院长，主任护师，硕士研究生导师；任科技部评审专家、中华医学会儿科分会护理学组委员和科普协组组长、中华护理学会儿科专业委员会专家、中国医院协会护理管理专业委员会委员及儿科分会常务委员、湖南省高层次卫生人才"225"工程首批培养对象、湖南省"121"人才工程专家、湖南省护理学会副理事长、国际合作工作委员会主任委员、湖南省护理学会儿科专业委员会主任委员、湖南省医院协会护理管理专业委员会副主任委员、湖南省儿科医联体护理协作组组长；担任多家护理杂志编委和审稿专家，发表论文和综述等70余篇，主编著作10本，参编10本，发明专利2项，主持和参与省厅级课题10项，获中华护理学会科技奖1项、湖南省医学科技奖3项、湖南省护理学会科技奖1项、湖南省护理学术著作奖1项等，承办援外培训班50多期培养发展中国家医务人员1500多人，多次牵头举办国际论坛并在会上重点发言等。

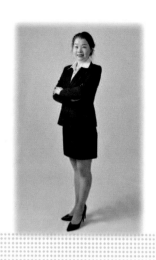

主编谢鑑辉简介

　　湖南省儿童医院护理部主任，硕士研究生导师；任中华护理学会行政管理专业青年委员会副组长、湖南省护理学会常务理事、湖南省护理学会小儿外科专业委员会主任委员、湖南省科普作家协会护理专业学组主任委员、湖南省儿科医联体护理专业委员会副主任委员、湖南省医院协会护理管理专业委员会常务委员、南华大学儿科学院护理教研室主任；担任多家护理杂志编委和审稿专家，发表论文40余篇，主编著作11部，参编专著15本，主持和参与省厅级课题8项，获中华护理学会科技奖2项、国家实用新型专利4项。湖南省医学科技奖2项、湖南省医学优秀论文奖1项、湖南省优秀科普作品奖一等奖1项、湖南省护理学会著作奖1项。

序

　　静脉治疗是临床最常用、最直接有效的治疗手段之一。据统计，我国每年输液约50亿人次，其中儿科患儿也是静脉治疗的重要对象之一，静脉治疗是一把双刃剑，既给患儿带来健康的益处，也存在一定的技术风险及安全隐患。随着我国2014版《静脉治疗护理技术操作规范》及2016年美国静脉输液护理学会（INS）《输液治疗实践标准》的出台，给全世界护士提供了输液治疗护理实践重要的参考标准。

　　2016输液治疗护理杂志（INS）中文版实践标准中对儿科患儿输液管理，如静脉输液治疗团队、输液材质、患者教育、知情同意、预防感染、输液装置、血管通路的选择、固定及保护等均进行了详细的描述，在标准的指引下，各级儿科护理人员围绕标准执行护理操作，但目前临床尚未形成对儿科静脉治疗操作标准的程序，基于此，由湖南省儿童医院牵头，在临床广泛调研的基础上，与全国多家儿童医院、院校合作，开展护理临床研究，对儿科静脉治疗操作中的每个步骤都作出了更为细致的说明，结合儿科患儿如年龄小不配合、操作困难、固定困难、观察输液并发症困难等特点，编写了这本《儿科静脉治疗护理标准化操作程序》，对护理操作进行程序化、标准化。该书共分为10个部分，对儿科外周及中心静脉9个静脉治疗标准操作的置管与维护进行了图文并茂的详细说明，其理论知识新对实际工作有较强的指导性，适用于儿科护理人员及护理管理者参考阅读。

本书由全国12家儿童医院、院校护理人员共同创作，希望能够为儿科尤其是基层儿科护理人员，解决临床静脉治疗操作中出现的问题并提供参考与帮助，促进我国儿科静脉治疗专业的发展。由于标准实践随着临床学科的发展，也在不断改进与更新，本书所列儿科静脉治疗护理标准化操作可能有经验、水平方面的不足，书中疏漏在所难免，敬请读者谅解并赐教。

在编写过程中我们得到了一批护理前辈、资深护理专家和医学专家的悉心指导，在此一并表示感谢。

中华护理学会儿科护理专业委员会主任委员　陈建军

2018年3月

前 言

　　随着静脉治疗技术的发展，各种静脉治疗新技术广泛应用于临床，全国12家儿童医院、院校团队结合儿科患儿专科特点，经临床实践和研究探索形成专家共识，特制订《儿科静脉治疗护理标准化操作程序》，此护理标准化操作程序结合临床具体操作，采用图文并茂的形式，直观、形象、具体地介绍了小儿外周静脉留置针(PVC)、小儿中心静脉置管(CVC)、改良塞丁格技术经外周静脉置入中心静脉导管、小儿植入式输液港、新生儿经外周静脉置入中心静脉导管(PICC)等相关静脉治疗护理标准化操作程序，具有科学性、规范性、实用性等特点，我们希望此护理标准化操作程序能够为儿科尤其是基层儿科护理人员，解决临床静脉治疗操作中出现的问题并提供参考与帮助，以此提高儿科患儿静脉治疗质量。

编者
2018年3月

目　录

一、七步洗手法 / 1

二、小儿外周静脉留置针（PVC）置管SOP / 3

三、小儿外周静脉留置针（PVC）维护SOP / 14

四、小儿中心静脉置管（CVC）维护SOP / 19

五、改良塞丁格技术经外周静脉置入中心静脉导管SOP / 27

六、改良塞丁格技术经外周静脉置入中心静脉导管维护SOP / 40

七、小儿植入式输液港维护SOP / 48

八、新生儿经外周静脉置入中心静脉导管（PICC)置管SOP / 57

九、新生儿经外周静脉置入中心静脉导管(PICC)维护SOP / 67

参考文献 / 72

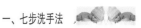

一、七步洗手法

步　骤	图　示	要　点
步骤1		掌心相对，相互揉搓
步骤2		手心对手背沿指缝揉搓，交换进行
步骤3		掌心相对，双手交叉指缝相互揉搓

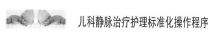

续表

步　骤	图　示	要　点
步骤4		弯曲手指使关节在另一掌心旋转揉搓，交换进行
步骤5		右手握住左手大拇指旋转揉搓，交换进行
步骤6		将5个指尖并拢放在另一掌心旋转揉搓，交换进行
步骤7		用一手握住另一手手腕部旋转揉搓，交换进行

二、小儿外周静脉留置针（PVC）置管SOP

【定义】

小儿外周静脉留置针（PVC）置管是通过穿刺将外周留置针(套管针/软管针)的导管和针芯一起刺入小儿外周静脉中，当导管送入血管后撤出针芯，仅将柔软的导管留置在血管内进行输液或输血。

【目的】

1. 减少因反复静脉穿刺对患儿造成的痛苦及穿刺恐惧感。

2. 保护血管。

3. 便于临床急、危重症患儿的抢救用药。

4. 减轻护士的工作量，提高工作效率。

【健康教育】

1. 留置针留置在头部时，哺乳、睡觉时避免头朝针侧；留置针在下肢时，抱孩子时应该一手穿过小孩的胯部，分开两腿。

2. 穿脱衣时，先穿留置针侧肢体、先脱无留置针侧肢体。

3. "四不要"：不要撕拉敷贴或者胶布、不要旋转留置针尾部的肝素帽、不要剧烈运动、不要浸水。

4. 拔除留置针后用无菌棉签或棉球按压穿刺点上方；门诊输液患儿留置针在家不慎脱出，有条件者用无菌棉签或棉球按压穿刺点上方，无条件者可用干净衣物或毛巾按压，并立即寻求医护人员的帮助。

5. 留置针在足部输液完毕时可以用宽松的清洁袜子套住留置针的肢体，减少意外牵扯脱落。

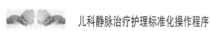
Y形留置针操作步骤

步　骤	流　程	图　示	要　点
步骤1	评估		①评估患儿的年龄、病情、血管、过敏史 ②评估治疗方案、药物性质
步骤2	查对		打印输液卡，双人核对输液卡与电脑信息及配置药物的一致性，签名
步骤3	自身准备 用物准备		①操作者仪表端庄，不戴戒指，无长指甲，无染指甲 ②已铺好的无菌盘、已配置好的液体、输液器、留置针、无菌透明敷贴、胶布、已抽生理盐水的2.5~5ml注射器、75%乙醇、0.5%碘伏、无菌棉签、无粉无菌手套剪刀、快速手消毒液、抢救盒（按需）、压脉带、弯盘、输液卡、锐器桶、垃圾桶

续表1

步 骤	流 程	图 示	要 点
步骤4	洗手		流动水洗手
步骤5	沟通		①开放式提问，2种方法进行身份识别 ②介绍留置针的特点，穿刺中家长如何配合 ③指导家长进行输液前准备，如喂奶时间、换尿布、如厕等 ④年长儿的心理沟通
步骤6	留置针准备		①快速手消毒液洗手 ②戴口罩 ③戴手套 ④输液器排气 ⑤打开无菌透明敷贴、留置针外包装，左右松动针芯，严禁上下松动 ⑥留置针连接2.5~5ml生理盐水注射器（输液器）排气

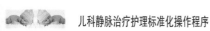
续表2

步 骤	流 程	图 示	要 点
步骤7	选择血管		①在满足输液治疗的情况下，首选粗直弹性好的上肢静脉，如手背、前臂和腋以下的上臂，避开关节部位 ②幼儿和学步期小儿可以考虑头皮静脉 ③避开用来吸吮的手指 ④先天性心脏病术后患儿，避免使用右臂血管
步骤8	消毒		①在穿刺点上方5~10cm处扎压脉带（嘱握拳） ②左手握住穿刺侧肢体，右手用75%乙醇消毒皮肤1遍，0.5%碘伏消毒2遍（新生儿不应使用碘酊消毒剂，2个月内婴儿不能使用氯己定皮肤消毒液） ③以穿刺点为中心螺旋消毒，面积大于无菌透明敷贴范围，消毒剂完全待干

续表3

步　骤	流　程	图　示	要　点
步骤9	穿刺		①助手或者家属协助固定患儿，操作者左手绷紧皮肤，右手以15°~30°角在血管上方直刺进针
			②见回血后降低进针角度至5°~10°，再进针约0.2cm
			③撤针芯0.2~0.3cm
			④将导管与针芯全部送入血管，撤针芯，松压脉带

续表4

步　骤	流　程	图　示	要　点
步骤10	粘贴无菌透明敷贴		单手持贴膜，贴膜中心对准穿刺点
步骤11	塑　形		右手拇指及示指指腹从穿刺点往针座方向呈"U"形捏导管及针座塑形
步骤12	抚平敷贴及边框		①自内向外用大拇指抚平整片敷贴，排出敷贴下的空气，使敷贴与皮肤充分黏合
			②一手撕边框，另一手按压贴膜

续表5

步　骤	流　程	图　示	要　点
步骤13	固定		①胶布交叉固定针座 ②输液接头朝外侧，位置高于导管尖端，呈"U"形固定延长管
步骤14	粘贴记录标签		①将写上操作者姓名、日期及时间的记录标签纸横贴在针座尾部，固定针座 ②连接输液器，调节输液速度 ③脱手套、快速手消毒液洗手、脱口罩
步骤15	宣教		①让患儿取舒适体位、整理床单位 ②安抚患儿 ③做好健康宣教

续表6

步　骤	流　程	图　示	要　点
步骤16	整理用物		垃圾分类处理、流动水洗手

直形留置针操作步骤（1-5，15-16同"Y"形留置针）

步　骤	流　程	图　示	要　点
步骤6	留置针准备		①快速手消毒液洗手，戴口罩，戴手套 ②取出接头，连接输液管，预冲排气备用 ③打开无菌透明敷贴、留置针外包装备用

续表1

步　骤	流程	图　示	要点
步骤7	选择血管		①在满足输液治疗的情况下，首选粗直弹性好的上肢静脉，如手背、前臂和腋以下静脉，避开关节部位 ②幼儿和学步期小儿可以考虑头皮静脉 ③避开用来吸吮的手指 ④先天性心脏病患儿术后，避免使用右臂血管
步骤8	消毒		①在穿刺点上方5~10cm处扎压脉带（嘱握拳） ②左手握住穿刺侧肢体，右手用75%乙醇消毒皮肤1遍，0.5%碘伏消毒2遍（新生儿不应使用碘酊消毒剂，2个月内婴儿不能使用氯己定皮肤消毒液） ③以穿刺点为中心螺旋消毒，面积大于无菌透明敷贴范围，消毒剂完全待干
步骤9	穿刺		①助手或者家属协助固定患儿 ②操作者左手绷紧皮肤，右手拇指、中指捏住留置针回血腔部位，以15°~30°角在血管上方直刺血管进针

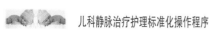

续表2

步　骤	流程	图　示	要点
步骤9	穿刺		①留置针回血腔见回血后压低角度至5°～10°继续进针0.2～0.3cm
			②撤针芯0.2~0.3cm，可见透明导管2次回血。将导管全部送入血管
步骤10	粘贴无菌透明敷贴		①松开压脉带，嘱患儿松拳 ②无菌敷贴固定于推送板下方导管根部
			③右手拇指及示指指腹从穿刺点往针座方向呈"U"形捏导管及针座塑形 ④自内向外用大拇指抚平整片敷贴，排出敷贴下空气，使敷贴与皮肤充分黏合
			⑤一手撕边框，另一手按压贴膜

续表3

步　骤	流程	图　示	要点
步骤11	撤针芯		①用左手中指按压套管尖端血管，示指固定针座，手指呈"V"形 ②右手匀速、平行抽出针芯
步骤12	连接		将输液接头连接到留置针上，再次检查无气泡，打开输液器调节阀
步骤13	再固定		①胶布固定针座 ②输液接头朝外侧，位置高于导管尖端，呈"U"形固定延长管
步骤14	粘贴记录标签		①将写上操作者姓名、日期及时间的记录标签纸横贴在针座尾部，固定针座 ②调节输液器滴速 ③脱手套、快速手消毒液洗手、脱口罩

三、小儿外周静脉留置针（PVC）维护SOP

【定义】

小儿外周静脉留置针（PVC）维护是指应用3~5ml的预充式导管冲洗器（或生理盐水）对外周静脉留置针进行脉冲式冲管、正压封管或对卷边、污染的敷贴进行更换的操作，以达到延长留置时间、减少导管相关并发症的静脉治疗技术。

【目的】

1. 预防导管堵塞，保持导管通畅。
2. 减少导管相关感染发生的可能。
3. 避免敷贴脱落、污染。
4. 达到预期留置时间。

【健康教育】

同"小儿外周静脉留置针（PVC）置管SOP"。

步　骤	流　程	图　示	要　点
步骤1	评估		评估治疗、留置时间、穿刺点及周围皮肤、敷贴及接头情况
步骤2	自身准备用物准备		①操作者准备：仪表端庄，不戴戒指，无长指甲，无染指甲 ②物品准备：无菌盘、5ml预充式导管冲洗器1支、75%乙醇棉片、无粉无菌手套1副、无菌棉签、输液卡 ③七步洗手法洗手、戴口罩
步骤3	身份识别		开放式提问，2种方法进行身份识别
步骤4	释放预充式导管冲洗器阻力		洗手，戴手套，打开预充式导管冲洗器外包装，垂直向上释放阻力

续表1

步　骤	流　程	图　示	要　点
步骤5	消毒		①助手或家长固定患儿 ②用75%乙醇棉片用力快速旋转擦拭输液接头横截面及周围，至少15秒，待干
步骤6	连接预充式导管冲洗器		①释放阻力 ②拧开锥头帽，排气
			③连接留置针输液接头平行对接，螺旋拧紧
步骤7	导管标准维护		打开留置针滑动夹，回抽，轻推冲洗液

续表2

步　骤	流　程	图　示	要　点
步骤7	导管标准维护		①脉冲式冲管：用手掌大鱼际肌采用"推—停—推"的脉冲式方法冲管
			②正压封管：余液剩0.5~1ml时，边推边退，关闭输液夹（尽量靠近针座端）
步骤8	固定		输液接头朝外侧，位置高于导管尖端，呈"U"形固定延长管
步骤9	宣教		①取舒适体位、整理床单位 ②做好健康宣教

续表3

步　骤	流　程	图　示	要　点
步骤10	整理用物	 临床常见废物分类流程 	垃圾分类处理、流动水洗手、记录

四、小儿中心静脉置管（CVC）维护SOP

【定义】

小儿中心静脉置管（CVC）维护是对置管定期进行导管功能的评估、冲管、封管、更换贴膜及固定护理，从而达到置管的目的，并预防导管相关并发症的发生。

【目的】

保持中心静脉导管通畅，减少及防范并发症的发生。

【健康教育】

1. 严密观察患儿的生命体征。

2. 密切观察穿刺局部有无红肿、血肿、疼痛、脓性分泌物等，观察固定导线的缝线是否松动、脱落。如发现异常，应立即报告医师，给予现场处理。

3. 穿刺部位的透明敷贴，应根据敷贴情况，每7天更换1次，纱布敷料每24小时进行更换，有渗血、出汗等导致敷料潮湿、卷曲、松脱或破损时应及时更换。

4. 每次输液完毕应进行脉冲式冲管并正压封管，输液管道每24小时更换1次。

5. 中心静脉置管的并发症有气胸、静脉血栓形成、空气栓塞、导管栓子、导管堵塞等，如患儿出现呼吸困难、胸痛、发绀或液体滴入不畅等表现，应立即给予处理。

步 骤	流 程	图 示	要 点
步骤1	评估		①主管医生与责任护士每天评估导管留置的必要性 ②评估导管置入长度、导管是否在血管内 ③评估穿刺点有无渗液、渗血、红肿、疼痛情况 ④必要时测量肢体的周长，观察皮肤有无肿胀、温度 ⑤查看敷贴有无松动、污染、潮湿及卷边
步骤2	用物准备		PICC维护包、无粉无菌手套、10cm×12cm无菌透明敷贴、输液接头2个、10ml预充式导管冲洗器2支、75%乙醇、0.5%碘伏、无菌棉签、无菌巾、加压胶布、皮肤保护剂、笔、静脉导管标识
步骤3	手卫生		流动水洗手或快速手消毒液七步洗手法，每步不少于15秒

续表1

步　骤	流　程	图　示	要　点
步骤4	身份识别		核对腕带
步骤5	体位		助手摆好体位：颈下垫软枕，平卧头偏向对侧、暴露导管穿刺部位
步骤6	去除敷贴		洗手，戴手套，用75%乙醇湿润无菌透明敷贴边框及胶布，松动贴膜边框0.5~1cm，去除胶布痕迹，左手绷紧皮肤，以0°松动无菌透明敷贴至穿刺点，以180°从下往上去除无菌透明敷贴。脱手套，快速手消毒液洗手

续表2

步　骤	流　程	图　示	要　点
步骤7	消毒		①戴手套，去油脂：75%乙醇棉球旁开穿刺点0.5cm，按"顺—逆—顺"用力螺旋式擦拭3遍，其范围以穿刺点为中心，周围10cm，且大于无菌透明敷贴范围，待干
			②消毒：0.5%碘伏棉签按压穿刺点5~10秒；以穿刺点为中心按"顺—逆—顺"用力螺旋式擦拭皮肤及导管外露部分3遍，完全待干范围：穿刺点为中心周围10cm
步骤8	涂皮肤保护剂（必要时）		取出皮肤保护剂，避开穿刺点向四周均匀涂抹1遍，避免来回涂抹，30秒完全待干

续表3

步　骤	流　程	图　示	要　点
步骤9	粘贴透明敷贴		①调整导管位置防打折，单手持贴膜，贴膜预切口朝下，以穿刺点为中心，无张力自然垂放
			②塑形：一手固定导管连接器，一手拇指和示指指腹从穿刺点起全部导管塑形至蓝色减压套筒处
			③抚平：双手四指并拢，以穿刺点为中心向外缘轻抚，排除贴膜下空气，使敷贴与皮肤完全黏合
			④撕除敷贴外边框：顺敷贴预切口处边按压边撕除敷贴边框

续表4

步　骤	流　程	图　示	要　点
步骤10	导管延长部分固定		①剪一块5cm×5cm加压胶布，中间剪开3.5cm呈"Y"形
			②第2条无菌胶带上签上换药者姓名、日期、时间，横贴在导管连接器上
步骤11	更换接头		①用无菌小方纱包裹卸下的旧输液接头
			②75%乙醇棉片用力摩擦消毒无针输液接头横截面及外周至少15秒，并完全待干

续表5

步　骤	流　程	图　示	要　点
步骤12	冲洗导管		①预充式导管冲洗器连接无针输液接头排气
			②将预充式导管冲洗器与2个无针输液接头相连接，同时慢慢回抽注射器，直到出现回血后以大鱼际肌脉冲方式（推—停—推）冲洗导管，剩余0.5~1ml时边推边退正压封管，脉冲频率100次/min左右
步骤13	整理用物		垃圾分类处置，脱手套、流动水洗手

续表6

步 骤	流 程	图 示	要 点
步骤14	评价与记录	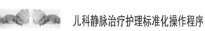	①评估导管置入长度 ②填写中心静脉置管护理记录单
步骤15	宣教		健康宣教

五、改良塞丁格技术经外周静脉置入中心静脉导管SOP

【定义】

改良塞丁格技术经外周静脉置入中心静脉导管是先用留置针或较小的穿刺针进行静脉穿刺，通过套管或穿刺针送入导丝，用扩皮刀扩皮后，沿导丝置入带扩皮器的撕裂性插管鞘，撤出导丝、扩皮器，保留插管鞘，再通过插管鞘置入PICC导管直到预定长度的方法。该法与传统穿刺方法相比提高了穿刺成功率，减少了穿刺时出血、神经损伤等相关并发症的发生，也减少了术后静脉炎和血栓的发生。

【目的】

1. 建立静脉通路，用于中、长期静脉治疗。

2. 完成多个疗程静脉治疗，保护静脉，减少长期频繁穿刺给患儿带来的痛苦。

3. 用于任何性质的药物输注，减少刺激性药物对血管的刺激，减少药物外渗对机体的损害。

4. 减少穿刺相关并发症。

5. 提高患儿的舒适度和满意度。

【健康教育】

置管前

1. 介绍改良塞丁格技术经外周静脉置入中心静脉导管的优点及所选导管的性能。

2. 讲解置管操作过程，消除或减轻患儿的紧张情绪，取得合作。

3. 讲解可能出现的并发症及处理方式、置管大致费用等，签署置管知情同意书。

置管中

1. 指导患儿穿宽松衣服，配合协助护士摆好体位。

2. 分散患儿注意力，减轻其紧张情绪。

置管后

1. 教会患儿及家属自我观察，如出现心慌、胸闷、气促；置管侧肢体水肿胀痛；穿刺处渗血、红肿热痛；输液不畅等情况时及时告知护士处理。

2. 避免剧烈活动，置管后第1个24小时需更换敷贴，保持局部清洁干燥及贴膜的完整性和密闭性，不应擅自撕下贴膜，输液、睡眠时避免长时间压迫置管侧肢体。

3. 洗澡前用保鲜膜包裹敷贴后抬高手臂，避免浸湿、污染无菌敷贴及输液接头。

4. 置管24小时后患侧肢体每天需做握力球或手臂运动，每次5分钟，每天3次，以促进置管侧肢体血液循环。

5. 带管出院期间至少每7天进行1次导管维护，每次均需带维护手册。

6. 如遇导管破损、断裂，穿刺点渗血且按压无效，穿刺部位出现局部红肿、疼痛、有分泌物，导管回血，感觉气短或胸痛，敷贴松脱，导管体内部分滑出体外，置管侧手臂麻木，手臂或胳膊、颈部肿胀、臂围增大超过2cm等特殊情况时，应及时就诊。

PICC穿刺包：垫巾1块，纸尺1条，压脉带1根，无粉无菌手套2副，无菌隔离衣2件，治疗巾1块，孔巾1块，大治疗巾1块，导管切割器1个，镊子2把，直剪1把，无菌纱布6块，无菌棉球10个，无菌透明敷贴1片，弯盘2个。

经外周插管的中心静脉导管套件及附件：增强型带导丝PICC导管，连接件，减压套管，固定翼，输液接头，穿刺针。

塞丁格穿刺套件：21G带鞘穿刺针（用于盲穿），22G不带鞘穿刺针（用于超声引导下），35cm长导丝，扩皮刀，带扩张器的撕裂型微插管器。

步 骤	流 程	图 示	要 点
步骤1	置管前评估		①评估患儿：a.核对腕带信息；b.评估病情、意识、生命体征、心肺功能等，查阅血常规、凝血全套等结果；c.评估血管、局部皮肤有无损伤、感染、瘢痕硬结等，确定穿刺血管；d.患儿的合作程度及心理反应，是否需要镇静 ②评估环境：置管环境符合无菌技术要求
步骤2	知情同意		①医护共同与家长签署PICC置入知情同意书 ②重点告知置管目的、必要性及可能的并发症
步骤3	核对医嘱		置管护士核对医嘱，再次确认知情同意书签署情况、备好手术核查单
			双人核对导管：名称、型号、有效日期、条码、品牌等

续表1

步 骤	流 程	图 示	要 点
步骤4	自身准备 用物准备		①置管者准备：具有PICC资质，戴圆筒帽、剪指甲、洗手、戴口罩 ②用物准备：经外周插管的中心静脉导管套件及附件、PICC穿刺包、塞丁格穿刺套件、无菌透明敷贴、无粉无菌手套、生理盐水1瓶、2%利多卡因1支、20ml注射器2支、0.5%碘伏、75%乙醇、弹性柔棉宽胶带、笔、PICC置管记录单、胸片检查单，必要时备绷带、锐器盒、2个垃圾桶（医用、生活） ③患儿准备：再次核对腕带信息，患儿平卧，安慰患儿
步骤5	测臂围		打开PICC穿刺包外层，取纸尺测臂围：肩峰与鹰嘴的中点（或肘上10cm）

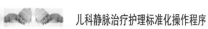
续表2

步　骤	流　程	图　示	要　点
步骤5	测臂围		平行缠绕1圈
	测长度		手臂向外展90°，暴露穿刺部位： ①一字形测量法：从穿刺点到右胸锁关节，加2~3cm
			②上腔静脉测量法：从预穿刺点至右胸锁关节再反折至第3肋间隙
步骤6	消毒		①去油脂：洗手，穿刺侧手臂下铺无菌垫巾，戴无菌手套，75%乙醇以穿刺点为中心按"顺—逆—顺"用力螺旋式擦拭3遍，范围：上臂上下直径20cm，两侧至臂缘或全手臂，待干

续表3

步 骤	流 程	图 示	要 点
步骤6	消毒		②消毒：0.5%碘伏 3 遍（方法同75%乙醇，范围略小于乙醇消毒范围），完全待干
步骤7	建立最大无菌区		①铺治疗巾，放置无菌压脉带
			②操作者脱手套，洗手，穿无菌手术衣，戴无粉无菌手套，铺大治疗巾（按手术铺单原则，从下颌起遮盖患儿全身）
			③铺孔巾

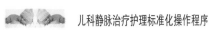

续表4

步 骤	流 程	图 示	要 点
步骤8	穿刺前准备		①助手依次递PICC导管、输液接头等用物 ②协助操作者用1ml注射器抽吸2%利多卡因0.5~1ml、20ml注射器抽吸生理盐水备用 ③生理盐水湿润经外周插管的中心静脉导管套件及附件、塞丁格穿刺套件
步骤9	穿 刺		扎压脉带,嘱患儿握拳,以15°~30°角于血管上方进针,见回血后,降低角度再进0.2~0.5cm,固定穿刺针针芯,送入外套管
步骤10	置入导丝		①松压脉带、松拳,退出针芯

续表5

步　骤	流　程	图　示	要　点
步骤10	置入导丝		②轻柔、匀速、缓慢送入导丝柔性端至15~20cm
			③撤出穿刺针外套管
步骤11	局部浸润麻醉		用2%利多卡因0.5~1ml在穿刺点下方0.5~1cm处，皮下注射0.1~0.2ml
步骤12	扩皮		局部麻醉5秒后扩皮，一手拇指按压固定导丝，另一手持扩皮刀，刀尖锐面朝上，钝面紧贴导丝，钝性扩皮0.3~0.5cm，切勿切割导丝

续表6

步　骤	流　程	图　示	要　点
步骤13	送入微血管鞘		①左手捏住导丝尾端，右手将微插管器（微插管鞘和扩张器）穿过导丝 ②左手绷紧皮肤，右手持微插管器整体轻微旋转送入皮肤切口处，旋至置管鞘的两翼靠近穿刺点时，轻轻推入
步骤14	分离扩张器		左手按压微插管鞘上方血管，右手平行缓慢匀速撤出扩张器和导丝
步骤15	送导管		①以每次0.5～1 cm速度匀速送入导管10~15cm至颈部
			②方法1：助手协助患儿头偏向穿刺侧，使下颌贴紧肩部，送至预计长度，头部复位

续表7

步 骤	流 程	图 示	要 点
步骤15	送导管		③方法2：助手用手小鱼际肌（或中指和示指并拢）向内下适度用力按压穿刺侧胸骨上窝颈内静脉处，送至预计长度
步骤16	撤出微插管鞘		撤出全部微插管鞘，双手持鞘翼向两侧撕开微插管鞘，调整导管至所需长度
步骤17	撤导丝		左手固定导管，右手平行缓慢匀速撤出导丝，如遇阻力，不能强行撤出
步骤18	修剪导管		导管外留7cm处，垂直剪断导管，无斜面无毛糙

续表8

步　骤	流　程	图　示	要　点
步骤19	安装连接器		套入连接件的减压套管，轻轻将导管平整连接到连接件的金属柄上，推送至彩色塑料部分，无褶皱时，使减压套管上的沟槽与连接件上的倒钩对在一起，不能扭曲
步骤20	连接输液接头		抽回血（回血不可至输液接头），正压脉冲封管
步骤21	固定		①用生理盐水清理穿刺点 ②用无菌小方纱按压穿刺点 ③调整导管位置呈"L"形或"S"形 ④无菌透明敷贴无张力贴膜、塑形、抚平固定 ⑤"裤衩"形弹性柔棉宽胶带塑形固定 ⑥将注明维护日期、时间、维护者姓名或工号的标签，贴在连接器与正压接头连接处

续表9

步　骤	流　程	图　示	要　点
步骤22	导管尖端定位		导管尖端位于上腔静脉与右心房交界处（CAJ），解剖位置T 4~T 6
步骤23	整理用物		再次核对，脱手套，洗手，整理床单位，清理用物，将垃圾分类放置
步骤24	记录		填写护理记录单、PICC置管记录单、PICC维护记录单

六、改良塞丁格技术经外周静脉置入中心静脉导管维护SOP

【定义】

改良塞丁格技术经外周静脉置入中心静脉导管维护SOP是指PICC穿刺局部的消毒和敷料、输液接头的更换、导管体外部分的固定、导管的冲封管等一系列护理操作，以达到减少PICC留置期间各种并发症，安全、长期使用PICC血管通路的目的。

【目的】

1. 评估PICC导管功能，保持导管通畅。

2. 减少PICC置管期间各种相关并发症的发生。

3. 延长PICC导管的使用时间。

【健康教育】

1. 嘱咐患儿勿玩弄导管体外部分，避免损伤导管或将导管拉出体外。可加用弹力网套覆盖PICC敷贴位置，以防挪动。

2. 嘱咐患儿保持局部清洁干燥，不要擅自撕下贴膜，洗澡时注意事项同置管后健康教育。

3. 置管侧上肢可做适度握拳、旋腕等活动，避免置管侧手臂提过重物品，避免手臂过度外展、旋转、频繁抖动及屈肘运动等，如打球、游泳、抖被子等，睡眠时避免长时间压迫置管侧肢体。

4. 穿宽松衣服，衣服袖口不宜过紧，穿衣服时先穿置管侧肢体，脱衣服时最后脱置管侧肢体，轻脱轻穿，避免牵拉导管。

5. 指导患儿家长查看PICC导管相关情况，其内容与处理方法同置管后健康教育内容。

6. 置管侧肢体不可测量血压及静脉穿刺。

7. 至少每7天进行1次PICC维护，遇局部皮疹、感染等特殊情况，应及时就诊。

PICC维护包：75%乙醇棉签，医用消毒葡萄糖酸洗必泰棉签，75%乙醇棉片，无菌小方纱，无菌透明敷贴，无粉无菌手套。

步 骤	流 程	图 示	要 点
步骤1	评估		①环境：专用治疗室 ②操作者：戴圆筒帽、剪指甲、洗手、戴口罩 ③导管：穿刺点有无渗血、渗液、红肿热痛，皮肤完整性，无菌透明敷贴有无松动、潮湿、卷边，导管外露长度是否与PICC维护记录单相符 ④测臂围
步骤2	用物准备		PICC维护包、无菌透明敷贴、10ml预充式导管冲洗器、正压接头、无粉无菌手套、75%乙醇、快速手消毒液、弹性柔棉宽胶带、皮肤保护剂（必要时）、笔、垃圾桶2个（医用、生活）、锐器盒
步骤3	手卫生		流动水洗手或快速手消毒液七步洗手法，每步不少于15秒

续表1

步　骤	流　程	图　示	要　点
步骤4	无菌物品准备		①打开维护包 ②投递无菌物品 ③戴手套 ④预充式导管冲洗器释放阻力，连接正压接头排气备用
步骤5	去除无菌透明敷贴		①垫治疗巾 ②用75%乙醇湿润无菌透明敷贴边框及胶布，松动贴膜边框0.5~1cm，去除胶布痕迹 ③左手绷紧皮肤，右手以0°松动无菌透明敷贴至穿刺点周围，以180°从下往上去除无菌透明敷贴。脱手套，洗手，更换手套
步骤6	消毒		①去油脂：75%乙醇棉签旁开穿刺点0.5cm，无菌纱布包裹接头提起导管，按"顺—逆—顺"方向用力螺旋式擦拭3遍 范围：上臂上下直径10~15cm，左右至臂缘（且大于无菌透明敷贴范围），擦拭连接件胶布痕迹，待干

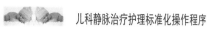

续表2

步 骤	流 程	图 示	要 点
步骤6	消毒		②消毒：医用消毒葡萄糖酸洗必泰棉签按压穿刺点5~10秒；以穿刺点为中心按"顺—逆—顺"方向，用力螺旋式擦拭皮肤及导管至连接器部分3遍（范围略小于乙醇消毒范围），完全待干
步骤7	更换接头		①用无菌小方纱包裹卸下旧输液接头
			②75%乙醇棉片用力擦拭路厄式接头横截面及外周，每部位至少15秒
步骤8	冲洗导管		预充式导管冲洗器连接导管回抽，以大鱼际肌脉冲方式（推—停—推）冲洗导管，频率100次/min左右，剩余0.5~1ml时边推边退正压封管（连接正压接头时，用大鱼际肌抵住活塞，边推边旋转撤出预充式导管冲洗器）

续表3

步　骤	流　程	图　示	要　点
步骤9	涂皮肤保护剂（必要时）		取出皮肤保护剂，避开穿刺点向四周均匀涂抹一遍，避免来回涂抹，30秒完全待干
步骤10	贴无菌透明敷贴		①调整导管的位置呈"L"形或"S"形 ②单手持贴膜，贴膜预切口朝下，以穿刺点为中心，无张力自然垂放
			③塑形：左手固定导管连接器，右手拇指和示指指腹从穿刺点起全部导管塑形至蓝色减压套筒处
			④抚平：双手四指并拢，以穿刺点为中心向臂缘轻抚，排除贴膜下空气，使敷贴与皮肤完全黏合

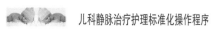
续表4

步　骤	流　程	图　示	要　点
步骤10	粘贴无菌透明敷贴		⑤撕除敷贴外边框：顺敷贴预切口处边按压边撕除敷贴边框
步骤11	导管固定		剪1块5cm×5cm弹性柔棉宽胶带，中间剪开3.5cm呈"裤衩"形
			前段开口部分包裹导管连接器后交叉贴于连接器下方，呈"U"形
步骤12	标识		将注明维护日期、时间、维护者姓名或工号的标签，贴在连接器与正压接头连接处

续表5

步　骤	流　程	图　示	要　点
步骤13	健康教育		①清理用物，垃圾分类处置，脱手套，流动水洗手②做好健康宣教
步骤14	记录		写PICC维护记录及病历

七、小儿植入式输液港维护SOP

【定义】

小儿植入式输液港维护是指通过输液港置针、输液接头的更换、导管的冲封管、导管体外部分的固定以及拔针等一系列护理操作，以达到减少输液港使用期间的并发症，安全、长期使用输液港血管通路的目的。

小儿植入式输液巷冲管、封管方法同PICC维护。

【目的】

1. 评估输液港的功能，保持导管通畅，防止堵塞。

2. 评估植入式输液港处皮肤状况，预防导管相关性感染，减少并发症。

3. 提供长期静脉给药通路，减少药物对外周静脉的刺激。

【健康教育】

1. 输液港置针后

①告知患儿及家长应保持穿刺部位敷贴及周围皮肤的清洁，如穿刺部位出现潮湿、漏液、肿胀或出现疼痛、灼热感时立即报告医护人员。

②使用输液港期间敷贴松动或潮湿应随时更换。

③置入输液港针后，不输液情况下仍需要每天冲管，保持管路通畅。

④避免压迫或碰撞输液港处，以免输液港针刺破输液港底座。

⑤每5~7天更换一次输液港针。

2.输液港拔针后

①告知患儿及家长24小时后再取下医用敷贴。

②患儿可以正常沐浴，局部清洗时不要过于用力。

③治疗间歇期每4周对输液港进行冲管、封管维护一次。

④保持输液港周围皮肤干燥，避免硬物对植入处皮肤的摩擦。

⑤患儿日常活动时避免压迫或碰撞植入部位。

⑥避免使用同侧手臂提过重物品、过度活动等，不使用同侧手臂做打球、游泳等活动度较大的体育锻炼。

⑦指导患儿家长学会观察植港处皮肤有无红、肿、渗液、渗血等异常情况发生，有无出现胸痛、胸闷、上肢麻木及发热等不良反应。发现异常情况，应立即与医护人员联系。

步 骤	流 程	图 示	要 点
步骤1	评估		①评估穿刺点皮肤情况 ②评估输液港座位置、输液港体大小、固定是否良好、是否有输液港附件-无损伤针型号
步骤2	自身准备 用物准备		①操作者准备:专用治疗室关闭门窗，适当遮挡；七步洗手法洗手，戴口罩、圆筒帽，核对医嘱 ②患儿准备：卧位舒适，便于护士操作，年长儿嘱其如厕 ③物品准备：经外周插管的中心静脉导管套件及附件1套、输液港附件-无损伤针1个、输液接头1个、10ml注射器2支、10ml 0.9%氯化钠注射液2支、无粉无菌手套、无菌孔巾、无菌小方纱、无菌透明敷贴、无菌胶带、75%乙醇、2%葡萄糖酸氯己定乙醇溶液、0.5%碘伏、无菌棉签、记号笔1支。查对各项无菌物品完整性和有效日期

续表1

步 骤	流 程	图 示	要 点
步骤3	身份识别		开放式提问，2种方法进行身份识别
步骤4	无菌物品准备		洗手，打开经外周插管的中心静脉导管套件及附件，戴无粉无菌手套，按无菌操作原则依次打开所需物品，并放置于敷料包内。抽吸好0.9%氯化钠注射液10ml备用
步骤5	消毒		①以输液港座为中心，75%乙醇棉签按"顺—逆—顺"时针顺序，由内向外，螺旋式消毒皮肤3遍，消毒直径≥15cm，充分待干②用2%葡萄糖酸氯己定乙醇棉签或0.5%碘伏消毒皮肤3遍（小于2个月婴儿不建议使用氯己定皮肤消毒液），方法同前。消毒面积大于贴膜并略小于乙醇消毒面积，充分待干

续表2

步 骤	流 程	图 示	要 点
步骤6	连接输液接头与无损伤针，预冲		铺无菌孔巾
步骤7	连接输液接头与无损伤针，预冲		用抽有0.9%氯化钠注射液的10ml注射器连接无损伤针，排气后夹闭延长管。再取另一支10ml一次性注射器抽吸0.9%氯化钠注射液预冲输液接头，备用
步骤8	置针		一手以拇指、示指、中指固定输液港座（勿过度绷紧皮肤），另一手持无损伤针轻柔地在输液港座的中心垂直穿刺，达储液槽的底部，有触底感即停止
			抽回血，以确定针头在输液港内，连接带有输液接头的10ml 0.9%氯化钠注射液注射器，打开封管夹，以脉冲方式冲洗输液港，夹闭延长管，移去注射器

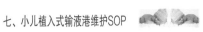

续表3

步 骤	流 程	图 示	要 点
步骤9	固定		①调整无损伤针位置（无损伤针出液口背对注射座的导管出口） ②根据无损伤针高出皮肤的长度，选择是否需要在固定翼下方垫纱布块及厚度 ③以穿刺点为中心，无张力放置无菌透明敷贴、"塑形"针翼及导管凸起部位，使透明敷贴与导管和皮肤充分黏合。按压整片透明敷贴，边按压边去除纸质边框 ④第1条无菌胶带蝶形交叉固定无损伤针下缘 ⑤第2条无菌胶带固定于蝶形交叉上方 ⑥记录胶带上标明置针日期、时间及操作者，粘贴于透明敷贴下缘 ⑦采用高举平台法固定延长管及输液接头 ⑧脱手套，洗手
步骤10	宣教		①给患儿取舒适体位、整理床单位 ②向患儿及家长宣教注意事项

续表4

步 骤	流 程	图 示	要 点
步骤11	整理用物		垃圾分类处理，洗手，填写维护手册及护理记录单
步骤12	拔针前评估		治疗完毕，拔针前，评估局部皮肤情况、无损伤针留置时间及功能
步骤13	拔针前准备		①操作者准备、患儿准备及环境准备同输液港置针 ②物品准备：无菌盘、2%葡萄糖酸氯己定乙醇溶液、75%乙醇、75%乙醇棉片、10ml注射器1支、10ml预充式导管冲洗器1支、稀释肝素盐水（浓度100U/ml）、无粉无菌手套、无菌棉签、医用敷贴

续表5

步　骤	流　程	图　示	要　点
步骤14	身份识别		开放式提问，2种方法进行身份识别
步骤15	去除敷贴		①夹闭输液接头，撤出输液装置 ②去除透明敷贴外的胶带；沿四周0°平拉透明敷贴后去除透明敷贴 ③评估局部皮肤情况
步骤16	消毒		同置针消毒方法
步骤17	冲管		取出10ml预充式导管冲洗器，释放阻力，取下保护帽，连接输液接头，抽回血（不可回至接头），见回血后，脉冲式注入0.9%氯化钠溶液10ml，冲后夹闭导管

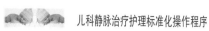
续表6

步　骤	流　程	图　示	要　点
步骤18	拔针 整理用物		①连接含有10~100U/ml肝素盐水的10ml注射器，大于2岁患儿推注5ml，小于2岁患儿推注3ml，剩余0.5~1ml时夹闭导管夹，撤出注射器；一手持无菌纱布固定输液港座，另一手拔出无损伤针，以无菌纱布覆盖穿刺点，按压3~5分钟，医用敷贴覆盖穿刺部位固定24小时 ②检查针头是否完整 ③按医疗垃圾分类处理废弃物 ④脱手套、洗手、记录

八、新生儿经外周静脉置入中心静脉导管（PICC）置管SOP

【定义】

新生儿经外周静脉置入中心静脉导管（PICC）是指经上肢贵要静脉、肘正中静脉、头静脉、肱静脉、颈外静脉置入导管，使导管尖端位于上腔静脉或下腔静脉。还可通过下肢大隐静脉、头部颞浅静脉、耳后静脉等穿刺置管。

【目的】

1. 为持续或间歇静脉输液7天以上的患儿建立长期静脉通道，减少频繁穿刺给患儿带来的痛苦。

2. 替换脐静脉导管或其他中心静脉输液装置。

3. 减少刺激性或者腐蚀性液体对患儿血管的刺激，减少药物外渗对机体的损害。

【健康教育】

1. 护士需要取得PICC操作的资质后，方可进行独立穿刺。

2. 穿刺首选上肢贵要静脉，次选肘正中静脉、头静脉；下肢静脉首选大隐静脉，次选小隐静脉；头部静脉首选颞浅静脉，次选耳后静脉。

3. 置管时保持患儿安静，避免哭闹造成胸腔压力过大导致送管困难及导管异位，足月儿可遵医嘱鼻饲10%水合氯醛口服溶液，早产儿可口服糖水或使用安慰奶嘴安慰。

4. 置管过程中必须保持患儿输液通畅，以防体液不足造成血管充盈度降低而导致送管困难。

5. 送管时应匀速缓慢轻柔，避免反复用力送管造成机械性静脉炎的发生。

6. 退出针芯之前，务必先松开压脉带，导入鞘尖端加压后再撤出针芯。

7. 有出血倾向的患儿应注意加压止血。

8. 置管后体外导管应固定牢固，必要时给予穿刺侧上肢适当约束。

步 骤	流 程	图 示	要 点
步骤1	知情同意		①医护共同与家长签署PICC置入知情同意书 ②重点告知置管目的、可能的并发症
步骤2	核对医嘱		置管护士核对医嘱，再次确认知情同意书签署、手术核查单
步骤3	置管前评估		①核对腕带信息 ②评估病情、意识、生命体征、心肺功能等，查阅血常规、肝功能、凝血全套、胸片等结果 ③评估血管、局部皮肤有无损伤、感染、瘢痕硬结等，确定穿刺血管 ④评估环境：置管环境符合无菌技术要求

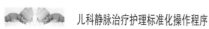

续表1

步　骤	流　程	图　示	要　点
步骤4	自身准备 用物准备		①置管者准备：具有PICC资质，戴圆筒帽，剪指甲，洗手，戴口罩 ②用物准备：PICC导管套件、PICC穿刺包、透明敷贴、无粉无菌手套、0.9%生理盐水1瓶、10ml注射器2支、10ml预充式导管冲洗器1支、0.5%碘伏、75%乙醇、无菌棉签、皮尺、胶布、绷带、笔、PICC置管记录单、胸片检查单 ③患儿准备：再次核对腕带的信息，取舒适体位，安慰患儿
步骤5	测长度		①上腔静脉测量法：上肢外展90°，从穿刺点至右胸锁关节再反折至第3肋间隙（或从穿刺点至右胸锁关节再加1cm） ②颈浅静脉：从穿刺点沿血管方向至颈部至右胸锁关节再到第3肋间 ③下腔静脉测量法：双腿并拢、拉直，以穿刺点沿静脉走向至腹股沟中点至剑突连线距离

续表2

步　骤	流　程	图　示	要　点
步骤6	测臂围		①双侧上臂围：肘窝上2cm处 ②双侧大腿围：腘窝上4cm处
步骤7	消毒		置管者： ①洗手，戴无粉无菌手套，铺无菌垫巾 ②穿刺部位消毒：75%乙醇棉球消毒1遍（皮脂多时2~3遍）、0.5%碘伏棉球消毒3遍，以穿刺点为中心向外消毒，范围为整侧肢体
			助手：戴无粉无菌手套后固定消毒肢体 置管者：消毒全手与腕部，充分待干

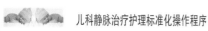
续表3

步 骤	流 程	图 示	要 点
步骤8	建立最大无菌区		①操作者脱手套，洗手、穿隔离衣，戴无粉无菌手套，铺大孔巾 ②助手依次递PICC导管、输液接头等
			③操作者检查导管的完整性，湿润导管，与助手核对刻度，修剪导管
步骤9	扎压脉带		助手洗手，穿隔离衣，戴无粉无菌手套，扎压脉带

续表4

步 骤	流 程	图 示	要 点
步骤10	穿 刺		①穿刺者以10°~30°角于血管上方进针，见回血后，降低角度再进0.2~0.5cm，固定钢针，送入导入鞘，确保导入鞘进入静脉内②助手松压脉带，从导引套管内取出穿刺针针芯，示指、中指压在血管穿刺点上方
步骤11	送导管		①穿刺者固定患儿穿刺肢体及穿刺鞘，助手用镊子缓慢以每次0.2 cm速度送入导管②导管尖端到达肩部时，第2助手将患儿头偏向穿刺侧，下颌抵锁骨上缘，防止导管进入颈静脉（下肢穿刺时导管置入股静脉时，嘱第2助手将对侧肢体屈曲，膝盖紧贴腹部）

续表5

步 骤	流 程	图 示	要 点
步骤12	撤出插管鞘		导管尖端到达预定位置后，退出并撕裂导入鞘，匀速将带出的导管送至预定长度
步骤13	抽吸与冲管		预充式导管冲洗器抽吸回血，见回血推回，脉冲式冲管，正压封管
步骤14	固定导管		①无菌纱布按压穿刺点止血，清洁血渍 ②调整导管呈"S"形固定 ③穿刺点上方置小纱布或明胶海绵
			④无菌胶带固定导管柄部 ⑤粘贴无菌透明敷贴：贴膜区域无菌干燥，单手持贴膜，以穿刺点为中心，无张力自然垂放

续表6

步　骤	流　程	图　示	要　点
步骤14	固定导管		⑥塑形：用大拇指及示指指腹捏导管突起部分及连接器，使导管和敷贴完全黏合，排出空气，避免水汽产生
			⑦抚平：用大拇指抚平整片敷贴边框，排出贴膜下空气，使敷贴与皮肤充分黏合
			⑧按压：从无菌透明敷贴预切口处边撕边框边按压
			⑨交叉固定导管外露部分 ⑩做好导管标识：注明穿刺者姓名、穿刺日期和时间

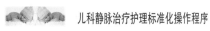

续表7

步 骤	流 程	图 示	要 点
步骤15	导管尖端定位		导管尖端位于上腔静脉与右心房交界处（CAJ），解剖位置T 4～T 6
步骤16	整理用物		再次核对，脱手套，洗手，整理床单位，清理用物，将垃圾分类放置
步骤17	记录		填写护理记录单、PICC置管记录单、PICC维护记录单

九、新生儿经外周静脉置入中心静脉导管(PICC) 维护SOP

【定义】

新生儿经外周静脉置入中心静脉导管（PICC）维护包括：PICC敷贴和输液接头的更换、导管规范的冲管和封管、穿刺局部的观察等一系列的护理，以达到PICC安全输液的目的。

【目的】

减少导管相关性感染发生的可能，防止因导管固定不牢而发生脱管，延长导管的使用时间。

【健康教育】

1. 进行PICC维护时严格执行无菌操作原则。

2. 每班评估穿刺点局部有无红肿、液体渗出，观察外露导管长度，测量臂围并填写PICC维护记录单。

3. 禁止在PICC置管侧进行动脉、静脉穿刺和血压监测。

4. 必须使用≥10ml的注射器，尽量保持输液的连续性，用输液泵以＞3ml/h的速度均匀输注。

5. 维护时，导管的体外部分必须有效地固定，任何小的移动都意味着导管的尖端位置可能改变。

6. 撕敷贴时动作要轻柔，避免损伤皮肤；从远心端由下往上撕开，以免导管移位。

7. 新生儿臂围小，选择敷贴时要防止敷贴过大将肢体完全包裹而影响血液循环，导致回流不畅。

步　骤	流　程	图　示	要　点
步骤1	评估		评估穿刺点局部有无红肿、渗出，观察外露导管长度，测量臂围，与PICC维护记录单保持一致
步骤2	用物准备		PICC维护包、无粉无菌手套2副、10ml预充式导管冲洗器1~2支、无菌胶带、无菌纱布、无菌透明敷贴、无菌棉签、75%乙醇棉片、75%乙醇、0.5%碘伏、笔、PICC维护记录单
步骤3	洗手		戴圆筒帽，洗手，戴口罩
步骤4	无菌物品准备		①打开PICC维护包 ②戴手套 ③打开无菌透明敷贴、预充式导管冲洗器及正压接头外包装，放至无菌包内

续表1

步　骤	流　程	图　示	要　点
步骤5	去除敷贴		操作者一手固定导管柄部，另一手以导管穿刺点为中心，0°将敷贴从四周向导管穿刺点处剥离，再从穿刺点下方往上方撕下敷贴
步骤6	消毒		助手： ①洗手，戴手套 ②固定导管外露部分，协助抬高患儿穿刺肢体 操作者： ①戴无粉无菌手套 ②正压接头连接预充式导管冲洗器排气备用 ③铺无菌巾，建立无菌区域 ④75%乙醇消毒穿刺点周围皮肤1~3遍，0.5%碘伏再消毒3遍，消毒范围大于敷贴范围 ⑤充分待干
步骤7	敷贴固定		①无菌胶带固定导管柄部

续表2

步 骤	流 程	图 示	要 点
步骤7	敷贴固定		②粘贴无菌透明敷贴：贴膜区域无菌干燥，单手持贴膜，以穿刺点为中心，无张力自然垂放
			③塑形：用大拇指及示指指腹捏导管突起部分及连接器，使导管和敷贴完全黏合，排出空气，避免水汽产生
			④抚平：用大拇指抚平整片敷料边框，排出贴膜下空气，使敷贴与皮肤充分黏合
			⑤按压：从无菌透明敷贴预切口处边撕边框边按压

续表3

步　骤	流　程	图　示	要　点
步骤8	更换正压接头		①用无菌纱布包裹使用中的正压接头并拧开 ②75%乙醇棉片包裹接口反复擦拭15遍 ③连接备用正压接头，脉冲式冲管，正压封管
步骤9	加强固定		交叉固定导管外露部分
步骤10	标识		在标签贴上记录更换敷贴的日期、时间及维护者姓名，填写PICC维护记录单，整理用物

参考文献

[1] WS/T43-2013 静脉治疗护理技术操作规范. 卫生部, 2014.

[2] 医务人员手卫生规范. 卫生部, 2009.

[3] 谌永毅, 李旭英. 血管通道护理技术. 北京: 人民卫生出版社, 2015.

[4] 吴玉芬, 彭文涛, 罗斌. 静脉输液治疗学[M]. 北京: 人民卫生出版社, 2012.

[5] 钟华荪, 张振路. 静脉输液治疗护理学[M]. 2版. 北京: 人民军医出版社, 2011.

[6] 叶玲, 董翠红, 刘美萍. 基础护理学[M]. 北京: 中国医药科技出版社, 2012.

[7] 张玉侠, 胡晓静. 实用新生儿护理学[M]. 北京: 人民卫生出版社, 2015.

[8] 谢鑑辉, 高红梅, 成美娟. 儿科护理工作标准流程图表[M]. 长沙: 湖南科学技术出版社, 2015.

[9] 谌永毅, 汤新辉. 临床护理工作标准流程图表[M]. 长沙: 湖南科学技术出版社, 2012.

[10] 祝益民. 儿科危重症监护与护理[M]. 2版. 北京：人民卫生出版社，2017.

[11] 北京儿童医院. 儿科临床操作手册[M]. 北京：人民卫生出版社，2016.

[12] 钱培芬，翁素贞. 静脉输液置管与维护指南[M]. 上海：世界图书出版公司，2008.

[13] 王建荣. 输液治疗护理实践指南与实施细则[M]. 北京：人民军医出版社，2012.

[14] 楼建华. 儿科护理操作指南[M]. 上海：上海科学技术出版社，2012.

[15] 洪莲，徐敏，曹玉华，等. 肿瘤患者植入式静脉输液港的出院护理指导[J]. 护理实践与研究，2013，10（9）：114.

[16] Infusion Nursing Society. Infusion Therapy Standards of Practice. Journal of Infusion Nursing，2016，39(1s)：S9-S116.

[17] 朱丽辉，谭李红. 儿科常见操作技术手册[M]. 北京：人民卫生出版社，2016.

图书在版编目（ＣＩＰ）数据

儿科静脉治疗护理标准化操作程序 / 朱丽辉，谢鑑辉主编.
-- 长沙 ： 湖南科学技术出版社，2018.4
ISBN 978-7-5357-9761-2

Ⅰ．①儿… Ⅱ．①朱… ②谢… Ⅲ．①小儿疾病－静脉内注射－
输液疗法－护理－技术操作规程 Ⅳ．①R720.5-65②R457.2-65

中国版本图书馆CIP数据核字(2018)第 059029 号

ERKE JINGMAI ZHILIAO HULI BIAOZHUNHUA CAOZUO CHENGXU
儿科静脉治疗护理标准化操作程序
主　　编：朱丽辉　谢鑑辉
主　　审：陈建军　张琳琪
责任编辑：梅志洁
出版发行：湖南科学技术出版社
社　　址：长沙市湘雅路 276 号
　　　　　http://www.hnstp.com
湖南科学技术出版社天猫旗舰店网址：
　　　　　http://hnkjcbs.tmall.com
印　　刷：湖南省汇昌印务有限公司
　　　　　（印装质量问题请直接与本厂联系）
厂　　址：长沙市开福区东风路福乐巷 45 号
邮　　编：410003
版　　次：2018 年 4 月第 1 版
印　　次：2018 年 4 月第 1 次印刷
开　　本：850mm×1168mm　1/32
印　　张：2.75
字　　数：80000
书　　号：ISBN 978-7-5357-9761-2
定　　价：28.00 元
（版权所有·翻印必究）